Robert.

$T_d \, {}^{52}_{35}$

MÉMOIRE

SUR L'IDENTITÉ

DE L'ÉPIDÉMIE DE PARIS

ET DE L'ÉPIDÉMIE DES ANTILLES,

DIVERSEMENT CONNUE, SELON LES LOCALITÉS, SOUS LES NOMS DE *DEUGUÉ*, D'*EL COLORADO* ET DE *GIRAFE*,

PAR L. J. M. ROBERT,

Médecin du Lazaret et du Collége royal de Marseille, Professeur d'Hygiène navale à l'École secondaire, Membre de l'Académie et de la Société académique de la même ville, Correspondant des Sociétés savantes de Paris, de Stockholm, de Cadix, de Lyon, d'Aix, etc., Chevalier des Ordres royaux de l'Étoile Polaire de Suède et de Charles III d'Espagne.

On a déjà beaucoup écrit sur l'épidémie de Paris, dans les journaux mensuels comme dans les journaux quotidiens, sans avoir pu jusqu'à ce jour la classer dans un cadre nosologique, ni en faire connaître la véritable origine. Dans l'incertitude où sont aujourd'hui les hommes de l'art sur une question aussi importante, j'ai cru pouvoir servir utilement la science, en donnant ici l'abrégé historique de la maladie importée de Curaçao à la Havane, vers la fin de l'année 1827, et notamment en mars 1828, par l'escadre de l'amiral Laborde. Les symptômes qu'elle a offerts présentent une analogie frappante avec ceux de l'épidémie de Paris. C'est sur

1

des documents authentiques et irrécusables que je fonde
mon opinion. [1]

§. Ier. *Origine de l'Épidémie de Curaçao.*

Les médecins de cette île ne peuvent rapporter l'apparition de cette maladie qu'à des circonstances atmosphériques particulières. Ils disent qu'après une sécheresse de quatre ans consécutifs, des pluies abondantes
ont régné vers la fin de l'année 1827, et au commencement de celle de 1828, et que les vents du nord les plus
impétueux leur ont succédé à différents intervalles.
Cette intempérie et ces vicissitudes de l'atmosphère,
n'ont pu, selon ces médecins, que supprimer la trans-
piration toujours si abondante dans cette contrée, et
si nécessaire à la conservation de la santé; car, si l'on
connaît partout l'influence dangereuse d'une température fraîche et subite, après une chaleur excessive, cet
effet est bien plus sensible dans les pays chauds. On
n'assigne pas d'autre origine à cette maladie.

§. II. *Synonymie.*

L'épidémie qui règne depuis quelques années dans
les Antilles, porte différents noms. Ainsi elle est connue
à Curaçao, lieu présumé de son origine, sous le nom de
Deugué; à la Havane et dans les colonies espagnoles,
sous celui d'*el Colorado;* et aux îles françaises on l'ap-
pelle *Girafe,* faisant allusion aux taches variées qui cou-
vrent très souvent la peau des malades, et à la roideur
de leurs articulations.

[1] Ces documents sont tirés du rapport fait à M. l'amiral Laborde, par M. le docteur Arbobya, premier chirurgien de la divi-
sion navale de S. M. C., le 17 mai 1828, et transmis à l'intendance
sanitaire de Marseille, par le consul général de France à la Havane,
M. le marquis de Vins de Peysac.

§. III. *Importation de cette maladie à la Havane ; son caractère et ses principaux symptômes ; son traitement en mer ; sa dégénérescence et ses complications immédiatement après avoir été introduite dans cette île.*

L'escadre espagnole commandée par l'amiral Laborde, composée du vaisseau *le Guerrier*, de la frégate *l'Hena*, du brigantin *l'Hercule*, entra à Curaçao le 15 février 1828. L'épidémie désignée sous le nom de *Deugué*, y régnait depuis plus de quatre mois. Jusqu'au 23, l'escadre n'eut aucun malade ; mais à cette époque le commandant en second du vaisseau, qui logeait accidentellement à terre, fut atteint de l'épidémie. Dans quatre jours il fut complétement rétabli. Le 29 février, un officier du même bord fut également malade, et présenta les mêmes symptômes. L'escadre mit à la voile le 7 mars. A part ces deux accidents, la santé générale des équipages était bonne ; mais trois jours après, les matelots, les soldats du vaisseau et du brigantin, tombèrent malades, au nombre d'abord de quatre à six par jour. Mais passé ce terme leur nombre s'éleva successivement de dix à quinze, vingt, trente et quarante-cinq, de manière que personne n'en fut exempt.

Les symptômes que les malades offraient, étaient les suivants : les uns avaient des douleurs dans les articulations de l'épaule, du bras, de l'avant-bras ; chez d'autres ces douleurs se manifestaient aux articulations de la cuisse, des jambes et des pieds, mais cette dernière articulation était principalement affectée. L'intensité de ces douleurs variait suivant les individus. Dans certains cas, il survenait simultanément, avec les douleurs, une fièvre précédée de frissons affectant le type quotidien, et accompagnée d'une forte céphalalgie frontale, avec une sensation contusive des muscles du tronc. La peau était sèche, ardente, peu ou point de soif, la langue pâle mais un peu sale, spécialement vers la base ; la

conjonctive un peu rouge, quelque sensibilité aug-
mentée vers la rétine, propension au sommeil. A la
dix-huitième ou vingt-huitième heure, la sueur s'annon-
çait par la souplesse et la moiteur de la peau, devenant
bientôt générale et amenant la solution de la fièvre. La
durée de la maladie ne s'étendait pas au-delà de vingt-
quatre, trente, trente-six heures; rarement elle se pro-
longea jusqu'à quarante-huit heures. Ce court espace
suffisait pour faire disparaître le dégoût, la saleté de la
langue, la constipation, et pour permettre aux malades
de reprendre leurs travaux et de s'exposer aux inclé-
mences du temps, sans courir les risques d'une ré-
cidive.

Le traitement a consisté dans une méthode simple et
réglée pour ainsi dire sur la marche de la nature, et le
résultat a été des plus satisfaisants. Des boissons rafraîchissantes durant la force de la fièvre et légèrement dia-
phorétiques au moment que la sueur approchait, la sous-
traction des aliments de tout genre, quelques sinapismes
appliqués aux extrémités inférieures, et quelques frictions stimulantes sur les parties douloureuses, ont été les
moyens qui ont guéri en mer plus de neuf cents individus
attaqués de cette maladie, depuis le 12 jusqu'au 25 mars,
jour où l'escadre espagnole a jeté l'ancre dans le port
de la Havane. Ce n'a été que pour six malades que l'on
a eu recours aux saignées, en raison des symptômes qui
annonçaient une forte congestion au cerveau; ce qui a
été encore efficace; mais on a observé que la marche de
la nature a été plus longue et que la sueur a été arriérée
de deux heures en plus.

Tel a été le cours général de la maladie jusqu'à l'arrivée de l'escadre à la Havane; elle comptait alors cent
vingt malades; bientôt elle a dégénéré et s'est compliquée. Ainsi l'on a vu des rechutes sans aucune cause

connue. L'estomac a présenté une irritation très considérable. De là des vomissements plus ou moins constants, une douleur plus ou moins vive, langue chargée et aversion pour les aliments, spécialement pour la viande. La durée de la fièvre était plus prolongée qu'auparavant, et la sueur n'était pas suffisante pour la solution, quoiqu'elle fût accompagnée d'urines abondantes et briquetées. Quelques malades ont eu une inflammation plus ou moins forte des amygdales [1], qui cédait ordinairement avec la fièvre; mais cette première période terminée, il n'y avait plus, comme avant l'arrivée à la Havane, un rétablissement prompt et assuré; il restait une inquiétude, un dégoût total et obstiné, un accablement, une faiblesse des membres, et des douleurs plus ou moins vagues et vives dans les articulations, accompagnées de gonflements et de rougeurs qui tourmentaient les malades, et qui cédaient plus ou moins facilement suivant la prédisposition de chaque individu.

Dans un temps non réglé, mais ordinairement vers le huitième jour après l'invasion de la fièvre, plusieurs éprouvèrent une sensation de cuisson et d'ardeur sur la peau, suivie d'une éruption de taches plus ou moins étendues, sans produire d'élévations plus ou moins iso-

[1] Tout porte à croire que l'épidémie que M. Renauldin a signalée, d'après une lettre de Baltimore, à l'Académie royale de Médecine, dans sa séance du 13 janvier dernier, participe de la maladie de la Havane. Ce qui est d'autant plus vraisemblable, qu'elle est désignée sous le nom de fièvre d'*angine* ou *casse-bras*, deux symptômes communs à l'une et à l'autre épidémie. Elle s'annonce par un frisson accompagné de douleurs excessives dans les membres; ces douleurs cessent avec l'accès. Elle semble périodique, et se termine du neuvième au dixième jour. Ses effets ne sont pas pour l'ordinaire suivis d'une issue funeste, mais elle est extrêmement pénible. Jusqu'ici elle ne s'est pas étendue dans le Nord et n'a pas dépassé les frontières des Carolines. (*Archives générales de Médecine*, février 1829.)

lées, d'une couleur écarlate foncée et ressemblant chez
quelques uns à des éruptions érysipélateuses. La durée
de ces taches était de huit jours au moins ; elles disparaissaient ensuite sans aucune exfoliation de l'épiderme.
Quelquefois on apercevait à leur circonférence de petits
boutons miliaires, et l'intensité de leur couleur était
toujours en rapport avec la chaleur de l'atmosphère.
Leur siége était ordinairement aux extrémités, excepté
chez quelques enfants, où ils parurent sur le visage peu
après le développement de la fièvre.

Le manque d'appétit, la langueur du corps et l'abatte-
ment d'esprit disparaissaient du huitième au dixième
jour ; mais les douleurs et les gonflements articulaires
tourmentaient long-temps les malades, et lorsque les
premières n'étaient pas continuelles, elles se renouve-
laient d'une manière fugace, pendant très long-temps.
Beaucoup d'individus, après deux mois de convales-
cence, n'ont pas été exempts de ces douleurs, surtout
aux heures de la journée où la température devient
fraîche. Les personnes sujettes aux rhumatismes en sont
le plus tourmentées, et paraissent avoir une singulière
disposition à reprendre de nouveau la maladie, dans
toute son extension.

On voit ici une différence bien marquée entre les
symptômes qui ont signalé cette maladie, telle qu'on l'a
observée à Curaçao et en mer, après le départ de l'escadre, et ceux qui se sont manifestés subitement après
son importation à la Havane.

Mais on se demande quelle est la cause qui a pu produire des changements aussi notables et si brusques, sur
une maladie qui a toujours conservé néanmoins ses
traits primitifs malgré ses complications. Il est plus que
probable que le climat de la Havane a d'abord agi d'une
manière particulière sur les fonctions digestives et a

donné lieu à l'irritation de l'estomac; et qu'ensuite elle s'est associée avec la maladie qui régnait dans les campagnes où elle était vulgairement connue sous le nom de *ronse*, et qu'on pouvait comparer à une scarlatine simple et une *arsenioza* [1]. On explique sous ce dernier rapport, d'une manière bien naturelle, l'éruption des taches cutanées qui étaient auparavant étrangères à cette épidémie et toutes les modifications qu'elle pourra recevoir des nouveaux climats intertropicaux et européens où elle sera introduite.

Il est bon d'observer néanmoins qu'avant l'arrivée de l'amiral Laborde à la Havane, il y avait déjà une maladie à peu près de même nature dans les ports de Cuba et de San-Yago, où l'équipage et la garnison de la corvette du roi *l'Aretuza* en avaient été atteints; mais elle avait été si légère, qu'elle n'avait jamais fixé l'attention publique; ce n'était qu'au mois d'avril qu'elle avait commencé à devenir générale et à augmenter d'intensité, ce qui n'exclut point primitivement l'idée de son importation de Curaçao, les relations commerciales ayant déjà pu faire ce qu'ensuite la marine royale a évidemment opéré en 1828.

§. IV. *Dans quel cadre nosologique les médecins espagnols ont-ils placé l'épidémie de la Havane ?*

Indépendamment des changements atmosphériques qui ont eu lieu à Curaçao, et qui ont été si remarquables par la violence des vents du Nord, après des pluies abondantes, une sécheresse de quatre ans et une chaleur excessive, ce qui a amené une température insolite, et d'après les symptômes qui ont accompagné cette épidémie, qui a eu son siége principal dans les

[1] D'après cette complication, peut-être serait-il nécessaire, pour simplifier le langage médical, d'appeler la nouvelle maladie de la Havane, la *ronsoïde*.

systèmes fibreux et synovial des articulations, et dans les muscles, il n'est pas étonnant qu'elle ait été regardée comme un rhumatisme aigu. La nature et la persistance des douleurs, la facilité des rechutes, l'augmentation des symptômes, suivant l'état d'humidité ou de fraîcheur de l'atmosphère, semblent légitimer cette classification; aussi c'est celle qui a été adoptée généralement à l'île de Cuba, et dans les autres Antilles.

§. V. *Peut-on admettre que le* Deugué *ou l'*el Colorado *ait eu un caractère contagieux à Curaçao et à la Havane, et qu'il ait été ensuite importé par la voie du commerce dans les Antilles, et jusques sur le continent européen ?*

En remontant à l'origine de cette maladie et à son introduction à la Havane, par les équipages de l'escadre de l'amiral Laborde, il est impossible de nier la contagion. Le premier individu qui a été atteint du *Deugué* avait logé à terre, à Curaçao; le second malade a été un autre officier du même bord, et successivement la maladie s'est propagée parmi les équipages et les matelots, après le départ de l'escadre et en pleine mer, augmentant chaque jour d'intensité. Certainement c'est bien là la marche et les indices d'une maladie contagieuse. Sa prompte dissémination parmi les habitants de la Havane, peu de temps après l'arrivée de l'escadre, ne laisse aucun doute sur ce point, ainsi que la facilité avec laquelle elle s'est répandue dans toutes les îles espagnoles, françaises, anglaises, et jusques sur le continent du Nord américain.

En général cette maladie a toujours conservé son caractère de bénignité, excepté à la Jamaïque où elle a fait de nombreuses victimes, parce qu'on a voulu la combattre avec une médecine beaucoup trop *confortable*.

Il serait sans doute inutile d'insister davantage pour établir la contagion de cette maladie, en démontrant que les causes atmosphériques et locales qui l'ont fait naître à Curaçao, ne sont point celles qui l'ont produite à la Havane; qui ont concouru à l'aggraver et à la compliquer avec la scarlatine. Le commerce et la navigation peuvent seuls nous expliquer la rapidité de sa communication avec son caractère distinctif, dans tant de contrées différentes par la nature de leur sol et de leur climat.

Quant à son introduction sur le territoire français, elle s'explique très bien, par les relations que Marseille, Bordeaux et le Havre ont avec nos colonies. Cette maladie a été générale à la Martinique et à la Guadeloupe. Tous les bâtiments qui y ont abordé en ont été atteints, mais pour l'ordinaire d'une manière très bénigne, et quelques jours ont suffi pour amener la guérison. Dans quelques cas seulement, le gonflement et la roideur des articulations ont persisté plus ou moins de temps; et on a vu des capitaines, de retour du Havre après un premier voyage, la rapporter à la Martinique. Quel obstacle a donc pu s'opposer à ce que la maladie des îles ait été transportée du Havre jusqu'à Paris, par la navigation de la Seine ou par toute autre voie? Pour corroborer cette opinion, je n'ai qu'à donner ici la description de l'épidémie de Paris, et en la comparant à celle de la Havane analysée ci-dessus, on pourra juger jusqu'à quel point ces deux épidémies se ressemblent. Je crois rendre au reste ce tableau plus complet, en joignant ici quelques observations que j'ai recueillies à Marseille et qui tendent toutes à démontrer de plus en plus leur origine commune par la similitude de leurs symptômes.

§. VI. *Description succincte de l'épidémie de Paris, d'après les Notices publiées par MM. les docteurs François, Chomel, Baylé et Genest.*

Ces auteurs s'accordent tous à faire remonter l'apparition de cette maladie à Paris, aux mois de mai et de juin 1828. Les premiers malades furent observés dans la rue des Petits-Augustins et les rues voisines, parmi les hommes de la classe ouvrière et la plus pauvre. Elle s'étendit ensuite dans la Cité, dans le quartier de l'Observatoire, de l'Hôtel-de-Ville, et surtout dans tous les quartiers populeux, attaquant de préférence les pauvres, quoique les riches n'en fussent pas toujours exempts. Mais c'est dans différentes casernes et à l'infirmerie de Marie-Thérèse qu'elle a principalement régné [1]. Elle a fait pour l'ordinaire peu de victimes.

« L'invasion de cette maladie, nous dit M. le docteur François, s'est annoncée le plus souvent par un dérangement dans les fonctions digestives; par des fourmillements, de l'engourdissement, des élancements de la plante des pieds ; ceux-ci et le bas de la jambe prennent une teinte violacée, les douleurs deviennent lancinantes et atroces surtout durant la nuit. Après un certain temps les douleurs se montrent aux hanches, aux lombes, entre les épaules. Les mains s'engourdissent et ne pouvant plus retenir les objets qu'elles veulent saisir, elles les laissent tomber. Le tact est aboli quoiqu'il y ait une sensibilité très prononcée au bout des doigts; les pieds et les mains semblent enfin dans un véritable état de paralysie. Tantôt les muscles sont dans un état de relâchement complet, d'autres fois la contraction alterne avec le relâchement. On a vu des malades qui ont subi

[1] Il serait important de rechercher si les soldats qui étaient dans les casernes et les malades de cette Infirmerie n'auraient pas eu de communication directe avec le Havre ou avec les hommes arrivés récemment des colonies.

plusieurs desquamations successives de la plante des pieds et de la paume des mains, sans que cela ait apporté de l'amélioration dans leur état. Quand cela arrive, l'épiderme se prolonge sur la partie saillante des ongles, et croît avec eux ; alors leur section devient très douloureuse et il survient quelques gouttes de sang. Plusieurs malades ont eu de la céphalalgie, mais peu intense ; quelques uns se sont plaints d'éprouver des soubresauts pendant le sommeil. Chez les malades qu'on a observés, rarement on a pu connaître un état fébrile bien marqué, et quand cela est arrivé ce n'a été que dans la période de la plus grande acuité. On a remarqué que les malades ont de l'appétit, digèrent bien, et qu'il ne faut pas leur imposer un régime trop sévère. » [1]

« C'est à l'hospice Marie-Thérèse, selon M. le professeur Chomel, que beaucoup de malades en furent d'abord simultanément atteints. Une fois l'attention éveillée, on rencontra bientôt des malades dans les quartiers de l'Observatoire, de l'Hôtel-de-Ville, puis dans tous les quartiers de la capitale. La maladie atteignit principalement les pauvres ; les riches cependant n'en furent pas exempts. Les causes de cette affection sont tout-à-fait inconnues, et il reste bien démontré que ni les lieux, ni les aliments, n'ont eu aucune influence sur son développement. Les signes de cette épidémie se divisent en deux grandes classes, ceux qui ne manquent jamais et ceux qui ne sont qu'accessoires. Les premiers sont l'engourdissement, les fourmillements et les élancements dans les extrémités ; les troubles plus ou moins prononcés dans la sensibilité et dans l'action musculaire ; de là des douleurs atroces au moindre attouchement et extrême difficulté de marcher. L'épaississement plus ou

[1] Notice sur l'épidémie régnante à Paris ; *Journal général de Médecine*, novembre 1828.

moins marqué de l'épiderme, le gonflement inflamma-
toire des extrémités; le changement de couleur à la
peau, l'inflammation plus ou moins prononcée des mem-
branes muqueuses, ne sont au contraire que des signes
accessoires. La maladie est très longue à guérir, les rechutes sont fréquentes, mais le pronostic en général
n'est point grave. » [1]

D'après la note de M. Bayle sur l'épidémie qui règne
à Paris [2], « c'est au mois de juin 1828, qu'il s'est ma-
nifesté, dans plusieurs quartiers de Paris, une maladie
dont la nature et les causes sont jusqu'ici entièrement
inconnues, et dont les principaux symptômes consistent
en un affaiblissement du sentiment, mais surtout du
mouvement des extrémités supérieures et inférieures,
en des fourmillements et des élancements de ces parties, souvent accompagnés de rougeur et de gonflement et ordinairement précédés de nausées, de vomissements et de diarrhée. Les symptômes gastriques, après
une durée qui varie depuis quelques jours jusqu'à quinze,
disparaissent peu à peu et sont remplacés par des phénomènes qui s'observent à la fois à la tête et aux extrémités. La face devient rouge, gonflée, douloureuse;
elle est le siége, ainsi que les yeux, de picotements très
incommodes; cependant la moitié des malades ne pré-
sente pas ces accidents. Mais des phénomènes plus constants sont ceux qui se présentent aux pieds et aux mains.
Chez la plupart ce sont des picotements, comme si on
leur lardait ces organes avec des aiguilles; chez quelques
uns, les douleurs sont si vives qu'elles leur arrachent
des cris. Ces symptômes sont beaucoup plus marqués
dans les pieds que dans les mains. Le gonflement n'est

---

[1] *Histoire de l'Épidémie de Paris*, par M. le professeur Chomel, in-
sérée dans le *Journal analytique de Médecine*, décembre 1828.

[2] *Revue Médicale*, décembre 1828.

pas constant; quand il existe, tantôt il y a rougeur, et d'autres fois celle-ci manque. Alors la tuméfaction a beaucoup de rapport avec l'œdème. Le sentiment et les mouvements des extrémités sont fort affaiblis ; la marche et le tact sont quelquefois très difficiles, douloureux et même impossibles. On dirait un état paralytique des jambes et des mains. Quelques malades ont offert sur les pieds des phlyctènes contenant une sérosité jaunâtre, et des ecchymoses de la largeur d'un écu de 5 francs, qui se sont manifestées sur les jambes et les cuisses et qui se sont assez promptement dissipées, après avoir offert la teinte jaune qui résulte toujours des résorptions sanguines. Une couleur brunâtre et non noirâtre de la peau, tantôt disposée par plaques irrégulières, tantôt existant d'une manière uniforme, commençant par les extrémités et s'étendant ensuite à une partie ou à la totalité du corps. La marche de cette maladie est extrêmement lente, et il y a à l'infirmerie de Marie-Thérèse des sujets qui en sont atteints depuis cinq mois. »

Il résulte des recherches de M. le docteur Genest [1] sur la même affection que la plus grande variété d'opinions règne sur les causes probables de cette maladie. Elle n'est point produite par le pain altéré par le seigle ergoté; rien ne prouve aussi qu'elle soit due à du vin altéré par la litharge. Il y a eu beaucoup de variations atmosphériques, l'été a été très variable et pluvieux, voilà tout ; mais de pareilles variations ont été observées sans produire de semblables accidents dans le cours de plusieurs années. L'accumulation de plusieurs personnes ne paraît point aussi déterminer cette affection. Sous le rapport de l'âge, l'enfance, la jeunesse et l'âge viril ont donné peu de différences, excepté pour l'âge

---

[1] *Archives générales de Médecine*, t. XXIX, p. 257.

viril. Tous les habitants de l'hospice Marie-Thérèse, où sont surtout des vieillards, ont été malades. Quant au sexe, plus d'hommes que de femmes ont été affectés, et aucune classe n'a été exempte, pauvres ou riches.

Cependant la contagion de l'épidémie de Paris me paraît démontrée surtout par les faits suivants, rapportés par M. Genest. Une jeune domestique atteinte de l'épidémie est isolée dans une chambre. Une religieuse la soigne dans un quartier bien aéré et au cinquième étage. Cette dernière ne descend qu'au quatrième étage. Le troisième jour elle éprouve des coliques, du dévoiement, puis des engourdissements ; et le huitième jour, elle ne peut poser le pied à terre. Une dame va voir au mois de juin la supérieure de l'hospice Marie-Thérèse, et la trouve affectée de cette maladie ; elle revient chez elle, parle à ses gens de cette maladie singulière, *à laquelle les médecins ne connaissent rien.* Huit jours sont à peine écoulés que toutes les personnes de la maison, et elle-même, éprouvent les premiers symptômes, et en ont été gravement affectées. Le séjour à la campagne a pu seul leur rendre la santé. Le portier et les domestiques sont persuadés que c'est cette dame qui leur a apporté cette vilaine maladie de l'hospice de Marie-Thérèse.

Quelle que soit la cause de cette maladie épidémique, ce n'est pas à l'une des causes précédentes et ordinaires de la plupart des épidémies que nous devons la rapporter. Quant à moi, il me paraît démontré qu'une affection aussi caractérisée et aussi insolite doit dépendre d'une cause identique dans tous les cas, et également insolite.

Tels sont les symptômes qui, d'après les auteurs précités, ont caractérisé l'épidémie de Paris ; en les comparant à ceux que j'ai rapportés dans l'historique de l'épi-

démie de la Havane, on n'y trouve d'autres différences
que celles qui accompagnent toujours une maladie
exotique introduite dans un nouveau climat, et qui s'y
modifie ou s'y complique de manière à devenir plus
bénigne ou plus grave, suivant la nature des tempé-
raments, les vicissitudes atmosphériques et l'influence
des lieux et des saisons.

En effet, si la maladie de Curaçao a pu s'aggraver à
la Havane au premier moment de son importation, la
même maladie parvenue à Paris, n'a-t-elle pas dû y
éprouver des changements qui lui ont donné plus d'intensité, en raison d'un climat plus froid et plus humide
que celui de son origine. Si l'on rejetait cette voie de
communication, comment expliquer ce rapprochement
ou plutôt cette identité de symptômes dans une maladie qui aurait apparu après quelques mois seulement
d'intervalle sur deux points du globe si remarquables
et si différents par leur position géographique. Si l'on
ignore jusqu'ici les causes locales qui ont pu faire déve-
lopper à Paris une maladie si singulière qu'on a pu lui
donner le nom d'*épidémie innominée*, l'idée de son importation par la voie du Havre et de la Seine ne satis-
fait-elle pas tous les esprits? n'enlève-t-elle pas tous les
doutes? n'éclaire-t-elle pas un grand point de philoso-
phie médicale au sujet d'une maladie que les plus sa-
vants professeurs n'ont pu jusqu'ici caractériser? Le
scepticisme le plus prononcé ne peut nier, ce me semble,
l'analogie et la filiation de ces deux maladies, pour ce
qui concerne leurs symptômes principaux et accessoires,
à part quelques effets variables de simple localité. La
facilité des rechutes, la durée plus ou moins prolongée
des douleurs et l'état pathologique des parties affectées,
après la cessation de la période aiguë, sont encore des
signes communs à l'une et à l'autre épidémie; et l'on

peut dire enfin que si on la rencontre avec son type
primitif caractéristique dans toutes les Antilles, où les
relations commerciales l'ont si rapidement introduite,
c'est encore, à mes yeux, un argument de plus en fa-
veur de l'identité de son origine.

§. VII. *Observations de* Deugué , *recueillies à Marseille.*

I. Un capitaine de navire arriva de la Martinique à
Marseille au commencement de septembre 1828. Inter-
rogé et visité par moi au Lazaret, je le trouvai tout per-
clus de ses jambes et ayant un gonflement considérable
aux pieds. Il m'annonça qu'il avait eu la maladie connue
sous le nom de *girafe*, quelques jours avant son départ
de la colonie. Elle avait été suivie de la fièvre, de douleurs dans les bras et les jambes, et de taches rouges sur
les parties affectées et atteintes de rougeur et d'inflammation. Une sueur abondante provoquée par une boisson diaphorétique, le repos et le lit, le délivrèrent au
bout de trois jours de sa maladie; mais il conserva un
gonflement considérable et d'une nature œdémateuse à
ses pieds, ce qu'il avait également vu chez beaucoup de
capitaines qui avaient été malades avant lui. Tous les
matelots de son bâtiment furent aussi atteints et guéris
aussi promptement. Il me certifia de plus que tous les
équipages des bâtiments venus d'Europe avaient éprouvé
la même maladie, et qu'elle était universellement répandue parmi les Créoles.

II. M. V***, âgé de cinquante-huit ans, ayant des relations fréquentes et journalières au café Escofier, avec
les capitaines qui viennent des Antilles, fut pris, le
30 septembre dernier, d'une fièvre avec frisson; accompagnée d'une irritation très vive à l'estomac, ce qui donna
lieu à des nausées et à des vomissements. La région

épigastrique était très douloureuse, et la langue était
blanche, pâle et chargée d'une mucosité bilieuse. Des
douleurs ne tardèrent pas à se déclarer aux extrémités
inférieures et supérieures; les doigts des mains et des
pieds étaient engourdis, frappés de roideur, et d'une
légère insensibilité. Le troisième jour son corps se cou-
vrit de larges plaques rouges, isolées, et en plus grand
nombre aux jambes et aux cuisses qu'aux bras. Elles
furent suivies d'un hoquet violent et fort opiniâtre. Des
boissons rafraîchissantes, des potions anodines, et un
léger purgatif amenèrent la solution de la maladie le
neuvième jour. J'ai soigné ce malade conjointement
avec M. le docteur Funet.

III. Pendant que nous visitions le malade précédent,
mon confrère fut appelé en qualité d'accoucheur au-
près de madame B***, demeurant à sa campagne, quartier
du Camas, avec sa famille. Quel fut son étonnement
de voir cette dame se plaindre, trois jours après son ac-
couchement, d'une grande roideur dans les doigts des
mains et des pieds, avec des picotements très douloureux se renouvelant par intervalle! La poitrine, le cou,
le bras et le tronc se couvrirent de taches rouges,
accompagnées d'un prurit très incommode. Le nouveau-
né présenta les mêmes taches sur la peau, et la même
rigidité dans les doigts des mains et des pieds. Une
sueur abondante favorisée par une boisson appropriée,
et surtout par la chaleur atmosphérique qui était excessive, termina cette maladie, sans aucun dérangement
particulier pour l'accouchée, ni pour son fils. La nature fut le seul médecin de l'enfant. On ne peut mécon-
naître ici la contagion communiquée à la mère et à
son fils, au moment de la délivrance, surtout si l'on se
reporte aux circonstances qui l'ont précédée par rap-

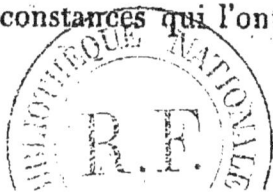

port à l'accoucheur, et aux malades que nous soignions ensemble.

IV. Marie R***, âgée de trente-sept ans, se plaignit, 'e 4 juillet, de douleurs vives aux deux pieds, suivies d'une grande roideur. Ces douleurs se portèrent bientôt aux genoux, et parcoururent successivement les hanches, les épaules, les coudes et les poignets ; elles étaient lancinantes et accompagnées d'un gonflement plus ou moins considérable. Les mains et les pieds furent les seules parties qui se couvrirent de taches d'une couleur écarlate. Il survint une fièvre violente et des sueurs continuelles, ce qui donna à cette maladie le caractère d'un véritable rhumatisme aigu, jusques vers le vingt-cinquième jour de son invasion. La saignée, les frictions anodines et ammoniacales, les purgatifs, les sueurs provoquées par l'art, ou par la chaleur de la saison qui était pour ainsi dire celle du Sénégal, ne furent suivis que de peu de succès. La malade néanmoins se rétablit peu à peu durant le mois d'août, mais elle conserva toujours de la roideur dans les jambes, et des douleurs assez vives aux pieds. Elle était dans cet état, lorsque le 2 septembre, sans cause connue, de retour du marché, elle fut prise tout à coup dans la rue d'une paralysie incomplète du bras et de la jambe du côté droit, avec perte de la parole. Le sens de l'intelligence fut obscurci, et la malade parut hébétée. Après des alternatives d'amélioration légère et de rechutes, cette attaque se termina d'une manière funeste le 23 octobre. On peut se demander ici, s'il y a eu quelque métastase des douleurs articulaires des pieds sur le cerveau, et à quelle cause morale ou physique elle peut être attribuée ?....

V. Une fille âgée de vingt-un ans, qui avait soigné la malade précédente, fut atteinte au mois de novembre d'une roideur aux articulations des pieds, avec une éruption de taches rouges aux jambes. Aucune autre partie du corps ne fut affectée. Un boisson sudorifique et des bains de pieds suffirent pour terminer, au bout de quelques jours, cette maladie. S'il y a eu ici contagion, on peut dire qu'elle a été bien légère.

VI. Le 14 novembre, j'ai vu à Barre, ville située sur l'étang de ce nom, près le Martignez, une femme âgée d'environ quarante ans, qui, depuis plus de six mois, gisait dans son lit, perclue de ses jambes à la suite de douleurs violentes survenues sur les deux pieds. Ces douleurs s'étaient aussi manifestées à différents intervalles aux autres articulations des extrémités supérieures. Sa maladie avait alors toute l'apparence d'un rhumatisme chronique, lorsque je la visitai; mais ce qui la caractérisait comme l'épidémie de Paris, c'était la roideur des doigts et des orteils, et les élancements qui lui faisaient pousser de loin en loin des cris aigus, réunis à de larges plaques rondes et blanches comme le lait, couvrant les jambes et les bras de l'étendue d'un écu de 3 francs, et disséminées d'une manière particulière sur ces parties.

Le 7 mai dernier, j'ai reçu de M. le docteur Adoule, médecin de la malade, les renseignements suivants : « Madame G*** a toujours la peau de la face extrêmement rouge, et l'on aperçoit quelques cicatrices peu étendues, dont la blancheur contraste singulièrement avec cette rougeur. Ces cicatrices ont été formées par des pustules qui se développent de temps à autre, et font place à de petites ulcérations qui ne tardent pas à se cicatriser. Les membres sont revenus à leur volume naturel, mais les articulations sont toujours douloureuses; la malade y ressent encore un sentiment de constriction désagréable; les mains et les pieds ont

perdu une grande partie de leur sensibilité, au point
qu'il est arrivé à madame G*** de perdre un de ses sou-
liers sans s'en apercevoir. La peau en est très rouge,
comme celle de la face, et elle a été plus qu'elle encore
le siége d'ulcérations. »

VII. M. le docteur Trabuc m'a communiqué l'ob-
servation suivante : M***, menuisier, demeurant à Marseille, rue Sainte-Anne, fut atteint il y a quatre mois
environ d'une ophthalmie beaucoup plus douloureuse
que ne le comportait la rougeur de la conjonctive,
quoique les paupières eussent un gonflement considérable ; cette ophthalmie guérit dans l'espace de huit
jours, par l'application de remèdes appropriés. Quinze
jours après ce malade eut une éruption miliaire, suivie d'un engourdissement dans les pieds et dans les
mains. Tout mouvement de ces parties devint impossible ; elles étaient en outre affectées d'une grande sensibilité et de douleurs très vives. Le mouvement des
bras, des avant-bras et des jambes resta libre. La paralysie fut bornée aux pieds et aux mains, qui offrent
encore aujourd'hui (23 mars) l'aspect de parties entièrement disloquées et pendantes, les muscles extenseurs
n'ayant plus aucune action vitale. Les bains, les purgatifs et les sudorifiques n'ont produit aucun effet. L'opium
seul, pris à la dose de huit grains par jour, a pu calmer
les douleurs. Le malade commence à peine depuis quatre
mois à pouvoir remuer les doigts ; le mouvement des
orteils est encore nul..... Sa femme a éprouvé la même
maladie, au moment même où celle de son mari était
à son plus haut degré d'intensité. Chez elle l'ophthalmie et l'éruption miliaire ont aussi précédé la paralysie
des extrémités, mais elle a eu le rare bonheur d'être
complétement rétablie dans le court espace de trois
semaines. Ce malade a été visité par mon neveu, con-

jointement avec M. Trabuc, qui a eu la bonté de le
lui montrer, afin d'en constater l'état au moment où j'ai
rédigé ce mémoire, le 23 mars dernier.

D'autres médecins auraient pu sans doute faire des
observations semblables aux miennes, s'ils avaient eu
connaissance de l'épidémie de la Havane et de celle des
Antilles ; mais manquant des documents qui me l'ont fait
connaître *ab ovo*, elle a passé inaperçue sous leurs yeux,
vu son extrême bénignité. D'ailleurs à cette époque la
petite-vérole et la varioloïde étaient dominantes à Marseille, elles fixaient exclusivement l'attention des gens
de l'art, les autres maladies intermittentes et d'une nature éruptive ne pouvant être que très légères à leurs
yeux, eu égard aux ravages de l'épidémie régnante. Cependant M. le docteur Boyer, praticien très recomman-
dable, m'a assuré avoir traité cinq ou six malades atteints de roideurs et de douleurs aux articulations des
doigts et des pieds. Mais la maladie s'est terminée très
promptement par l'effet des sudorifiques et de la chaleur de l'été.

§. VIII. *Observations générales.* — *Conclusion.*

Le parallèle que je viens d'établir entre ces deux épidémies me paraît d'autant plus important, que jusqu'à
ce jour on n'avait pu encore caractériser celle qui avait
été observée à Paris. Le peu d'analogie de ses symptômes avec ceux des autres maladies connues, son
étrangeté pour ainsi dire, ne pouvait que laisser les esprits dans le vague et l'embarras pour une classification
naturelle. Aussi a-t-on attribué tour à tour son origine
à l'usage du seigle ergoté, de la moutarde sauvage, ou
à celui de l'ivraie. Quelques praticiens ont cru devoir
l'assimiler à la colique de Poitou, ou à la maladie qui
régna dans le Mantouan en 1762, et à laquelle on avait

donné le nom de *pédionalgie*. Enfin, on en a fait une
affection aiguë de la moelle épinière et de ses enveloppes.
Mais ni l'ergotisme ni la rachialgie ne paraissent avoir
rien de commun avec une maladie dont tout indique
une origine et une nature rhumatismales, à part la bi-
zarrerie de quelques uns de ses symptômes accessoires.

Sa fréquence chez les pauvres, et les individus mal
logés, mal nourris, mal vêtus, s'explique de la même
manière que cela arrive dans toutes les maladies épidé-
miques, où les classes inférieures de la société sont toujours le plus violemment frappées et les premières atteintes.

D'après tout ce qui précède, on doit être peu surpris
que le traitement de cette maladie ait été aussi peu ra-
tionnel que son étiologie. Sur quelle base aurait-on pu
fonder une méthode thérapeutique, lorsqu'on ne pouvait
s'appuyer que sur un pur empirisme? De là, l'essai in-
fructueux de tant de remèdes d'une nature si diverse
et si opposés dans leur manière d'agir. C'est ainsi qu'on
a successivement employé les émissions sanguines locales et générales, les bains simples, sulfureux et de
vapeurs, les liniments volatils, anodins, camphrés, les
frictions avec la térébenthine, la pommade stibiée, les
vésicatoires, le moxa, la valériane, l'opium, la quinine,
la strichnine, la thridace, et toutes les applications to-
piques qui ont pu être inspirées aux praticiens les plus
célèbres de la capitale, par le désir d'être utiles à leurs
malades. Tous ces remèdes ont produit quelques amé-
liorations, mais l'effet d'aucun n'a été bien décisif et
soutenu. Le vomitif seul donné à haute dose, tel qu'il
est administré à l'hôpital de la Charité pour le traitement de la colique des peintres, paraît avoir été prescrit
par M. le professeur Cayol avec le plus grand succès,
puisque sur treize malades entrés au mois de novembre

dans sa Clinique, six sont sortis complétement guéris, trois n'avaient plus en décembre qu'un léger engourdissement des pieds et des mains, et que les quatre autres étaient en voie de guérison. M. Bayle paraît aussi se louer de ce mode de traitement, qu'il a employé dans le quatrième dispensaire, et c'est avec un espoir fondé qu'il en continue l'administration.

On peut supposer, d'après la réussite de ce dernier traitement, qu'il est arrivé à Paris dans cette maladie, ce qui a eu lieu à la Havane, c'est-à-dire qu'elle s'est compliquée avec un embarras gastrique, et avec l'altération des fonctions digestives sans phlegmasie. Par là, on explique l'effet heureux du vomitif, parce qu'il y a eu ici à combattre un génie bilieux, tandis qu'ailleurs la maladie n'ayant plus cette complication, les sudorifiques ont suffi pour décider la solution de la maladie, en provoquant des sueurs abondantes et salutaires; ce qui semble confirmer de plus en plus que son origine et sa nature sont vraiment rhumatismales, quelque bizarre qu'elle ait pu paraître dans ses effets; et nous démontre enfin pourquoi elle a été si généralement bénigne dans les pays chauds où la crise a toujours eu lieu par l'organe cutané, plutôt que par toute autre voie excrétoire.

Telle est l'exposition exacte et fidèle des faits; je les ai recueillis avec ce zèle et ce soin religieux qui appartiennent aux âmes ardemment passionnées pour la connaissance de la vérité; puissent-ils dans les circonstances présentes être jugés utiles à la science et à l'humanité.

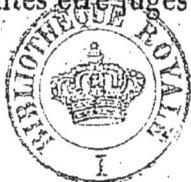

DE L'IMPRIMERIE DE CRAPELET,
Rue de Vaugirard, n° 9.

www.ingramcontent.com/pod-product-compliance
Lightning Source LLC
Chambersburg PA
CBHW060530200326
41520CB00017B/5192